Et sammenhængende sundhedsvæsen

Hvis vi ønsker ét sammenhængende sundhedsvæsen,
*skal vi have **ét** sammenhængende sundheds-IT-system.*

Hvis vi ønsker ét sammenhængende sundheds-IT-system,
*skal vi have **én** sammenhængende patientjournal.*

Hvis vi ønsker én sammenhængende patientjournal,
*skal patienten kun have **én** journal.*

Kim Rønhof 2023.

Forlag: BoD – Books on Demand, Hellerup, Danmark
Tryk: BoD – Books on Demand, Norderstedt, Tyskland
ISBN: 9788743049616

"Sammenhængende :
1) *som er fysisk forbundet med hinanden og udgør et samlet hele*
2) *som hænger logisk sammen*
3) *som er opbygget eller planlagt på et stærkt og solidt grundlag med gode betingelser for succes og vækst"*

Den danske ordbog

I hele min tid som læge,
har der altid manglet sammenhæng, i vores sundhedsvæsen.

Vi har aldrig nogen sinde, haft det fulde overblik over vores patienters sygehistorie.

Vi har altid kun haft en del af deres journal.

Det er mit håb, at vi en dag,
altid vil have adgang, til alle de sundhedsoplysninger,
som har betydning, for behandlingen af vores patienter.

Det er mit håb, at denne lille bog vil starte en proces,
som vil ende med udviklingen af
et sammenhængende sundhedsvæsen i Danmark.

Kim Rønhof 2023

Indeks

DEL 1
"Something is rotten in the state of Denmark"

MARCELLUS i Hamlet

Ligesom i Hamlet, er der et spøgelse, der går igennem vores sundhedsvæsen.
Som alle spøgelser er det flygtigt, og vanskeligt at fastholde.
Det er som en tåge, hvor ting bliver uklare og langsomt forsvinder.

Vores spøgelse er manglen på sammenhæng i sundhedsvæsenet.

Det er et problem som gennesyrer hele sundhedsvæsenet.

Vi har, sålænge jeg kan huske, forsøgt at modvirke denne mangel.
Vi har talt og analyseret, vi har indført mange tiltag, og alligevel findes problemet stadig.

For der er en mistelten, som vi ikke har har taget i ed, et problem, som vi ikke har forholdt os til.

Problemet er, at patientens journal er opsplittet.

Journalen findes ikke ét sted, den er spredt over sygehus-journaler, almen praksis-journaler og speciallæge-journaler.

Men det er ikke enden på historien, for hvis patienten har været til psykolog, så findes der én eller flere psykolog-journaler. Hvis patienten har været til fysioterapeut, tandlæge eller fodterapeut, så er der ydeligere journaler.

Endelig er det en hel række kommunale sundheds-journaler. De omfatter hjemmeplejen og sundhedsplejens journaler. Skole-sundhedsplejens journaler, for slet ikke at tale om alle de helbredsoplysninger, som socialforvaltningen har.

"Journalerne er blevet udviklet til de enkelte faggrupper, uden hensyn til hvordan patienter udredes og behandles af andre faggrupper." Kim Rønhof

Vi er nødt til at starte forfra, hvis vi ønsker bedre journal-systemer, og det er det store problem. For det kræver nye IT-systemer.

Og alle der ved noget om store IT-systemer og sundhedsvæsenets kompleksitet, er klar over, at prisen for en sådan ændring *kan blive* formidabel høj.

Jeg forstår udmærket, at der er mange som mener, at dette projekt er totalt urealistisk. Jeg forlanger jo, at vi skrotter alle de sundheds-IT-systemer, vi har i dag.

De har kostet os formuer, og medarbejderne har brugt hundredevis af timer, på at lære dem. Vi har opbygget flere hundrede protokoller, for at få dem til at samarbejde.

Vi har forsøgt, at få dem til at arbejde sammen de sidste 30 år, og der er stadig svigt i kommunikationen imellem systemerne.

Realiteten er, at vores systemer ikke hænger sammen, til trods for de gode intentioner. Alle der arbejder med systemerne, har hver deres historier om svigt.

Det system, som jeg foreslår, og beskriver i denne bog, er ikke noget der bliver skabt i morgen, *det vil tage mindst 10-15 år at få skabt og indført.*

Det bliver den største ændring i vores sundhedsvæsen i moderne tid, men uden denne ændring, går vi glip af muligheden, for at få et virkelig sammen-hængende sundhedsvæsen.

Den mulighed må ikke glide os af hænde.

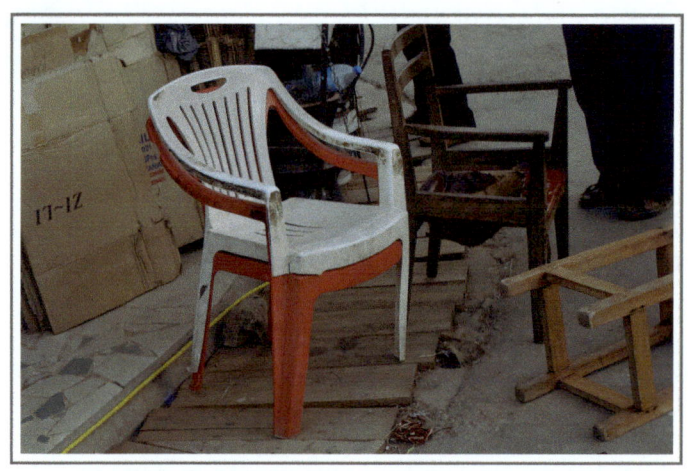

"Vores sundhedsvæsens sammenhold består af lappeløsninger. Ligesom stolen fra Tanzania, den virker, men er absolut ikke optimal".
© Kim Rønhof 2012.

Vi skal gå nye veje, vi skal ikke forlange, at *ét* program skal kunne alt. Vi skal forstå, at kernen i problemet, ikke er journal-programmet, men journal-databasen.

Det er derfor, vi *IKKE skal indføre ét enkelt program*, men faktisk indføre flere, ikke ved at beskrive disse programmer, men ved at gå en anden vej.

Vi skal skal sikre os, at hver patient har én journal, og kun én journal.

Det vil sige, at det er en fælles patientjournal-database der skal laves.

Herefter skal alle sundheds-IT-systemer læse og skrive til den samme database.

Vi tillader derved, at der kan være mange forskellige IT-programmer, og sikrer samtidig, at alle behandlere, har adgang til alle *relevante* oplysninger på patienten.

Denne tilgang har mange fordele, en af de vigtigste er, at enhver bruger kan skifte system, ved et enkelt klik.

Den anden fordel er, at der kan skabes mange *små* programmer, der kan bruges til at visualisere specielle problemstillinger.

Vi behøver *ikke* et stort forkromet system. Hvis der er fejl i et program, kan vi umiddelbart skifte til et andet, uden at tabe data, uden at lukke en klinik, uden at lukke en afdeling ned.

Den store udfordring bliver ikke programmerne, de skal nok blive udviklet. De kan udskiftes nemt og hurtigt. Den store udfordring bliver databasen, og især tilgangen til den.

Tilgangen skal være hurtigt og sikker ! Så den bliver ikke billig, på den anden side, det er de nuværende systemer jo heller ikke !

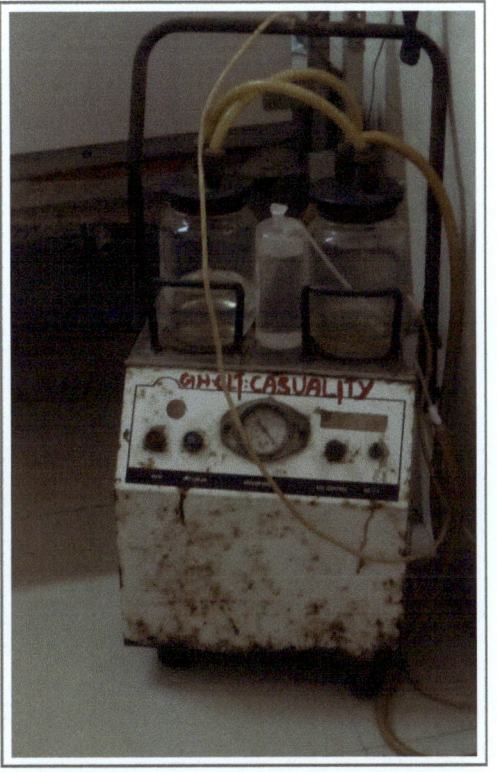

Bare fordi det virker, kan man godt overveje en opdatering, en forbedring.
© *Kim Rønhof, 2011.*

Før vi beslutter hvad databasen skal indeholde, må vi beslutte hvad journalen skal indeholde.
Det er journalen, der bliver den samlende kraft.
Det er journalen, som skal binde sundhedsvæsenet sammen, den skal kunne meget, meget mere, end vores nuværende journaler kan.

Journalen

Man skal være opmærksom på, at jeg bruger ordet journal i en udvidet betydning.

Journalen indeholder oplysninger om:

> *Patienten.*
>> *Sygehistorie (anamnese)*
>> *Undersøgelser (objektive undersøgelser).*
>> *Behandlinger.*
>> *Plan : for undersøgelser og behandlinger.*
>
> *Behandlerne.*
>> *Hvem er de ? - hvem er ansvarlige for hvad ?*
>> *Hvem er tovholder ?*
>
> *Lokalisationer.*
>> *Booking af tider og sted.*
>> *Hvor opholder patientens sig (hjemme, sygehus)*

Der er mange fordele ved, at *én* patient, kun har *én* central journal.
Der er også ulemper - men dem kommer jeg til senere.

Initialt vil jeg fokusere på de organisatoriske muligheder.
For det er her, der er de største økonomiske fordele, og det er her finanseringeren af modellen skal hentes.

Senere sætter jeg fokus på patientbehandlingen.

Ved at have patientens journal centralt, med alle bookingdata og ressourcedata[1], er man betydeligt friere stillet, i forhold til IT-leverandører. Man kan sagtens bruge flere forskellige IT-leverandører samtidig.

I dag vil et skift af et IT-system være en mammut-opgave.
Det vil kræve langvarig planlægning, og man må forvente betydelige startproblemer.

I en model, hvor alle patientdata er lagret centralt, og som alle programmer skal læse/skrive til. Er man principelt helt uafhængig af den enkelte IT-leverandør.

Alle systemer skal jo kunne det samme.

Man kan stille, roligt og sideløbende afteste et nyt IT-system.
Man kan indføre et sådant gradvist, afdeling for afdeling, eller personalegruppe for personalegruppe.

Man kan endda vælge, at bruge flere forskellige IT-systemer sideløbende.
Reelt kunne den enkelte bruger, selv vælge sit eget system.

Hvis patienten flytter til en anden region, eller skifter til en ny lægeklinik, hvis en klinik/afdeling lukker, eller går sammen med andre, har det ingen betydning for journalen.
Den er den samme - intet er ændret, ingen journal skal overføres.

Ingen journal skal opbevares andre steder end centralt.

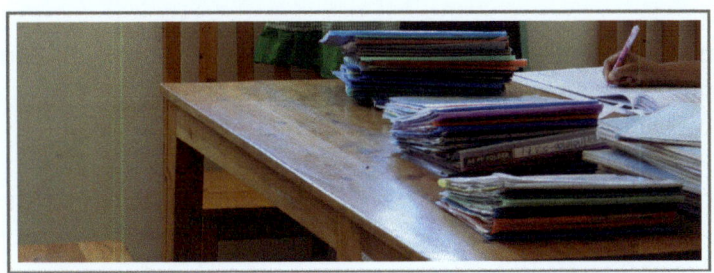

---

[1] *Booking- og ressourcedatabasen er ikke en del af patientens journal, men sammenkobling af data fra de 3 databaser er nødvendigt i hverdagen.*

I dag har vi faktisk nogle databaser, der giver os "universelle" data på patienten.

1) Vi har FMK (Fælles MedicinKort), hvor alle behandlere kan se, hvilken medicin patienten har fået ordineret, hvad dosis er, og om medicinen er udleveret. Dette betyder at vi bedre kan undgå uhensigtsmæssige medicin-kombinationer, mindske medicinmisbrug og undgå dobbelt-ordinationer.
2) Vi har en vaccinations-database, hvor vi kan se hvilke vaccinationer, der er givet til patienten.
3) Vi har en børnejournal-database, hvor data fra børneundersøgelserne kan tilgås.

Disse 3 systemer er integreret i de fleste IT-systemer.
Foruden dem, har vi patientens e-journal = sygehus-journalerne, men de er IKKE integreret i vores IT-systemer.
I en region kan man normalt kun se egne data[2].

En elektronisk version af vandrejournalen er under aftestning (for de gravide).

E-journalen og ovenstående er ikke et samlet hele, og selv om opslag er muligt i regionernes e-journaler, er data på ingen måde struktureret nok til, at de kan bruges i hverdagen. Endelig skal man i dag, ud af et system og ind i et andet, med special-opslag, for at have adgang til e-journalen.

Vi har *ingen adgang* til andre praksis-journaler, hverken i speciallæge-praksis eller i almen-praksis.

Vi skal tænke anderledes og opbygge et nyt system, som giver os et overblik, og som binder de mange behandlerjournaler sammen.
Derved bliver vores IT-system et positivt element i hverdagen.

Lad os derfor forstille os, et ideelt system, med del-journaler og patient-forløb.

---

[2] *Visse data kan overføres, men selv hvis en anden regions IT-system er det samme, kan man i regionerne ikke altid se de andres data, grundet versionsforskelle.*

Del-journaler

D et væsentligste problem, ved at **én** patient kun har **én** journal, er at den, igennem tiden, bliver meget stor.
Så stor, at man ikke vil kunne se skoven, for bare træer.

Derfor kræver "én patient - én journal systemet", at journalen opsplittes i del-journaler.

Det vil sige, at patientens journal opsplittes i mindre blokke, så man ikke overvældes af datamængden. Typisk vil del-journalerne svare til de nuværende journaler, som tilsammen udgør patientens samlede journal.

Umiddelbart skulle man tro, at det overblik vi ønsker, så er forsvundet. Men det problem løser patient-forløbsmodellen, som beskrives efterfølgende.

Del-journalerne kan organiseres, på rigtig mange måder.
Jeg forstille mig, at hver klinik/afdeling har deres egen del-journal.

Der kan være en forskellig struktur, i de forskellige del-journaler.
Typisk vil hvert speciale, have deres egen del-journal-struktur.

Vi kan formodentligt klare os, med nogle få typer. Der er intet til hinder for, at flere forskellige specialers del-journaler, er ens i struktur.

Underinddeling

En kliniks/afdelings del-journal kan under-inddeles i flere under-typer, så der kan være en sygepleje-journal, en læge-journal og andre under-journaler i klinikken.

Alle behandlergrupper i en klinik, vil normalt have adgang til alle underinddelinger af del-journalen, ellers kan en klinik ikke fungere.

Når vi får adgangs-tilladelsen, til en del-journal, inden for vores speciale, vil den have samme struktur, som vores egen journals, den vil derfor kunne integreres fuldstændigt, med vores egen journal[3], hvorved journal-overførsler er unødvendige.

Dette kræver selvfølgelig patientens samtykke, jævnfør nedenstående:

Sundhedslovens bekendtgørelse specificerer :

§ 40. En patient har krav på, at sundhedspersoner iagttager tavshed om, hvad de under udøvelsen af deres erhverv erfarer, eller får formodning om angående helbredsforhold og andre fortrolige oplysninger.

§ 42 a. Sundhedspersoner kan ved opslag i elektroniske systemer i fornødent omfang, indhente oplysninger om en patients helbredsforhold, og andre fortrolige oplysninger, når det er nødvendigt i forbindelse med aktuel behandling af patienten.

Normalt er patienten interesseret i, at vi deler informationer. Patienten vil som regel tillade, at en behandler får adgang til alle relevante data.

Hvis det er nødvendigt, at få oplysninger fra andre specialers del-journaler, kan dette selvfølgelig også opnåes, med patientens samtykke.

Det vil dog, *som regel være uhensigtsmæssigt*, da man formodentlig skal igennem en længere søge/filtrerings proces, for at finde de specifikke oplysninger, man har brug for.

I ens egen del-journal, vil man typisk bruge et klassisk journal-program. Hvis problemstillingen er et forløb, hvor patienten skal vurderes/behandles i andre specialer, eller på en afdeling, kan alternativet være at bruge et tværgående patientforløbs-program.

Her vil filtreringen være foretaget automatisk, og kernedata vil blive præsenteret på forløbsforsiden.

Det handler det næste afsnit om.

---

[3] *Med egen journal, menes vores del-journal, i patientens journal.*

Patient-forløb[4]

V i har været nødt til at opsplitte patientens journal i del-journaler, for at kunne overskue datamængden, og for at sikre fortroligheden i læge/patient forholdet.

Umiddelbart skulle man tro, at det overblik vi ønsker, så er forsvundet. Men fordi man teknisk[5] har adgang til hele journalen, kan vi konstruere programmer, som følger patientens forløb, igennem de forskellige del-journaler, i hele sundhedsvæsenet.

Patient-forløb kan *automatisk genereres* fra journalen, via de kliniske vejledninger, som vi alle sammen (forhåbentligt) allerede bruger.
Disse kan være interne forløb = forløber kun i samme klinik og eksterne forløb = forløber over flere klinikker/sektorer.
Den følgende beskrivelse handler mest *eksterne forløb*.

En patientjournal vil for det meste bestå af forløb[6].
De aktive forløb vil være fremhævet, men man kan selvfølgelig vælge, at se tidligere afsluttede forløb.
Når man vælger et forløb, kommer man ind i et forløbs-program, der *kun* viser det valgte forløb.
Herved, får man adgang til andre data end ens egne, og dette forudsætter patientens samtykke.
Da de allerfleste patienter ønsker, at den behandlende læge har disse oplysninger, vil det ikke være et problem i hverdagen.

Men hvis patienten ikke ønsker det, så kan man ikke bruge patientforløbs-programmer. Man må da ty til den gamle metode, som vi bruger nu, med henvisninger, hvor modtageren kun får de oplysninger, man skriver i henvisningen.

---

[4] *Man bruger allerede i dag begrebet patient-forløb, her er begrebet dog udvidet.*

[5] *Det er ikke behandleren, men IT-systemet som har adgang til hele journalen.*

[6] *Mindst i almen praksis og mest på specialafdelingerne.*

Vi vil ikke kunne støtte patienten optimalt, fordi vi ofte ikke vil have direkte føling med, hvad der sker i forløbet, før det afsluttes.

Et Patient-forløb er flere ting
1) Det er en beskrivelse af patientens fysiske forløb igennem sundhedsvæsenet.
2) Det er en beskrivelse af patientens sygdomsforløb i forhold til den "gyldne standard" for behandling og udredning.
3) Det er også en plan for det videre forløb.
4) Samtidig med at det også er et resumé af forløbet.

Patient-forløb falder i flere kategorier :

Eksempler på patient-forløb

Udrednings-forløb

Behandlings-forløb

Profylakse-forløb (forebyggelsesforløb)

Forsknings-forløb/kvalitetssikrings-forløb

Andre specielle forløb

I dag er det kun de gravides (papir) vandrejournal, der fungerer og minder om patient-forløb, samt børnejournalen, som kun er delvis fungerende.

Man forsøgte, at lave en arbejdsmedicinsk vandrejournal, den kom aldrig til at fungere.

Man har forsøgt at lave fælleskemaer vedrørende torturofre (hvor behandlingen er multidisciplinær), men det har heller ikke fungeret.

Opbygningen af forløb

Startsiden/initierings-siden

Når man starter et forløb, henter forløbs-programmet vores kliniske vejledninger, og de kriterier som de specificerer.
Herved sikrer vi, at patienten opfylder kriterierne for forløbet.

Men man kan også lave forløb, for problemstillinger, der ikke er omfattet af de kliniske vejledninger, her er man nødt til at opbygge forløbet semiautomatisk.

Efter man har udfyldt de initiale spørgsmål (ofte ved simpel afkrydsning af felter), *danner[7] programmet så forløbsforsiden.*

Forløbsforsiden

Alle forløb består af en *forløbsforside,* efterfulgt af forskellige oplysningssider.
Forsiden består af plan-/resumésiden, her er planen for forløbet beskrevet.

Efterhånden som planen gennemføres, opdateres de enkelte punkter automatisk til resumé-punkter, med markering af resultaterne.

Det er utrolig vigtigt, at programmet *opdaterer punkterne automatisk,* efterhånden som de enkelte undersøgelser/behandlinger er udført. Hvis det skal gøre manuelt, vil der uværgeligt komme svigt.
Man vil, i en presset klinisk situation, let glemme disse opdateringer.

Forsiden er kun en overbliksside, men den vil spare utrolig meget tid.

Enhver behandler kan med et enkelt blik se, *hvor* en patient er i et forløb, *hvad* der er gjort, *hvad* der er planlagt, *hvad* der allerede er booket tid til, og ikke mindst hvad der *IKKE* er gjort eller planlagt.

---

[7] *Reelt opretter programmet ikke forsiden, programmet danner den ud fra journaldata. Patient-forløbet er kun en visualisering af data fra journalen.*

Hvis behandleren ønsker ydeligere oplysninger om en undersøgelse eller behandling, så klikker han/hun bare på dette punkt, der åbnes så en side/boks med de relevante data - men kun de data, der har betydning for punktet.

Bag forløbsforsiden

Ses alle de notater, der er på forløbet, de vil kunne kaldes frem ved et klik på forsidepunkterne, eller på de enkelte notatoverskrifter – de kan organiseres på forskellig vis.

Ideen og muligheden for sammenhængende patient-forløb har mange positive sider.

1) Alle patienter, eller i det mindste den overvejende del af patienterne, vil nu følge de kliniske vejledninger.

2) Behandlerne vil spare tid, da data vil være struktureret efter vigtigheden, i forhold til problemstillingen, og kun i forhold til problemstillingen.

3) Henvisning til andre behandlergrupper, kan nu gøres med et enkelt klik. En semiautomatisk, *elektronisk advisering*, er nu det eneste man behøver, for at henvise, resten står i forløbet, som modtageren kan se.

4) Udskrivningskort er nu en saga blot - konklusionen står nu i patientforløbet. Man kan nøjes med at sende en advisering til andre behandlere, om hvad der skal samles op på, resten står i forløbet.

5) Patientforløbene muliggør nye samarbejdsformer, for eksempel med virtuelle behandler-teams.

Stor set alle patientkontakter hos speciallæger og i sygehusregi, samt mange af hjemmeplejens patienter, er netop forløb, så patientforløbs-programmer er et område, hvor der skal lægges mange ressourcer, hvis vi skal høste det fulde udbytte af et nyt sundheds-IT system.

Patientforløbs-programmer bruges således til at vise ét længdegående forløb, også over tid. I modsætningen til de almindelige journal-programmer, som kan vise alle problemer/forløb kronologisk i forhold til hinanden.

Ikke alt er forløb, men det håndterer vi blot, som vi gør nu.
Vi kan så koble problemet til et forløb, hvis det viser sig, at det udvikler sig til et forløb.

Der er flere problemstillinger, som vi skal tage stilling til med forløb, de vigtigste er :

1) Hvordan man opstarter forløb.
2) Hvordan man skelner imellem nye forløb og gamle forløb - er det en genopblussen af et tidligere forløb, eller er det et helt nyt problem ?
3) Man skal kunne koble et nyt forløb til et gammelt, hvis det viser sig, at være det samme problem.
4) Man skal kunne splitte ét forløb i to, hvis det forløb man troede var en forsættelse, viste sig ikke at være det.
5) Ligeledes skal ét forløb kunne splittes, hvis det viser sig, at det er to forskellige problemer og ikke ét.
6) To forløb skal kunnes sammensmeltes, hvis de viser sig at være ét problem.
7) Endelig er der følge-forløb = udrednings-forløb der går over i behandlings-forløb, og sammenkoblede forløb = to forløb som omhandler samme problem (forsknings-forløb + behandlings-forløb).

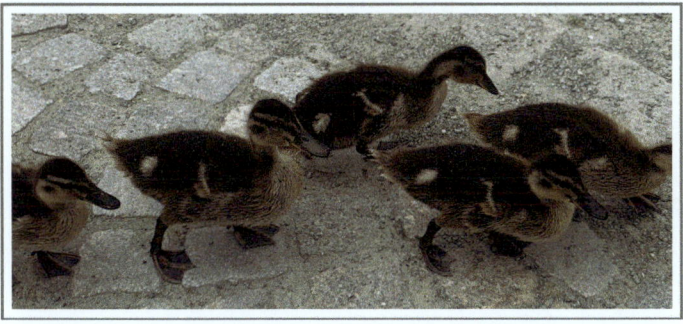

Andeforløb © Kim Rønhof 2021

Udrednings-forløb

F orsiden på et udrednings-forløb består initialt af planen for forløbet, det vil sige de egentlige udredningspunkter.
Et udredningspunkt er en undersøgelse/procedure der sikrer oplysninger, som kan afkræfte eller bekræfte[8] en diagnose.

Udrednings-forløb for	X-diagnose/sygdom
Udrednings-punkt 1	resultat (ukendt)
Udrednings-punkt 2	resultat (ukendt)
Udrednings-punkt 3	resultat (ukendt)
....	

En patient henvender sig med langvarig hosten i mindst 4 uger, han har røget sammenlagt 25 pakkeår, er 50 år gammel, og har nu hostet noget frisk blod op. Man finder intet ved en almindelig objektiv undersøgelse.

På lungekræft-forløbspakkens initieringsside får man følgende tekst :
(*Rød tekst genereres automatisk, hvis oplysningerne findes i journalen*)

Alder 50 År	Nej ☐	40+☑
Rygeanamnese	Nej ☐.	Ja ☑. Hvis ja antal pakkeår 25.
Uforklaret hoste ud over 4 - 6 uger	☐	☑
Uforklaret dyspnø	☑	☐
Hæmoptyse	☐	☑
Brystsmerter	☑	☐
Hæshed	☑	☐
Almensymptomer med appetitløshed,	☑	☐
vægttab og	☑	☐
træthed.	☑	☐

---

[8] *Det er ikke sikkert, at man kan afkræfte eller bekræfte diagnosen ved et enkelt udredningspunkt.*

Man krydser de punkter af, som er relevante.

Efter startsiden er blevet udfyldt, kan man aktivere en lungekræft-udredning med et enkelt klik !
Programmet sender automatisk en advisering til den relevante[9] afdeling, som er ansvarlig for lungekræft-udredningen.

Udrednings-forløb for   Lungekræft
CT-skanning af thorax og øvre abdomen
PET-CT
CT eller MR af cerebrum
Bronkoskopi
Perkutan lungebiopsi

I en udredning for lungekræft, er første punkt: CT-skanning af thorax og øvre abdomen.

Afdelingen indkalder patienten, og udfører en CT-scanning af thorax og øvre abdomen. Hvis de ikke finder en tumor, afsluttes forløbet, og patienten har ikke lungekræft, ellers forsætter forløbet.

Efter CT-skanningen ses følgende på forløbsforsiden.

Udrednings-forløb for   Lungekræft
CT-skanning af thorax og øvre abdomen 09-11-2022 R:+ Tumor
PET-CT. (MDT/14-11-2022)

---

[9] *Programmet "ved" hvilken region patienten høre til, samt vedkommendes adresse, så man skal ikke slå en evt. afdeling op.*

Vi kan se, at der er foretaget en CT-skanning, og der er fundet en suspekt tumor. Understregningen viser, at dette er udført, og punktet er nu et resumé, ikke en plan.

Vi kan også se, at der *skal* udføres en PET-CT, den er besluttet på en Multidisciplinær Teamkonference (MDT), samt at den allerede er booket til den 14-11-2022.
De andre punkter kan ikke ses, fordi der endnu ikke er truffet beslutning om, hvad der yderligere skal undersøges.

Patienten har nu været igennem almen praksis, den billed-diagnostiske afdeling, samt været på (MDT), hvor det videre forløb planlægges.

Egen læge skulle kun vælge forløbsprogrammet ! Resten gik automatisk !

Alle behandlere ved præcis, *hvad der er sket* og *hvad der er planlagt.*
De kan se det med et enkelt "klik og kig".

Udrednings-forløb er især gode til at vise ideen bag patient-forløb, fordi problemstillingen kan være meget simpel - har patienten denne eller hin sygdom ?

De får dog en endnu større betydning, når problemstillingen er kompleks.
For eksempel, ved udredning for mulig alvorlig sygdom.
Her kan de bidrage med en fast struktur for udredningen, hvor almen praksis eventuelt kommer mere i focus, som tovholder.

Et udrednings-forløb er en glimrende basis for viderebehandling i specialerne, når det har bekræftet mistanke om malign sygdom.
Her vil behandlingen så kunne skræddersyes, eventuelt ved hjælp af en virtuel behandler-teamfunktion, når diagnosen er stillet.
Man opstarter så et behandlings-forløb, men mere om dette i næste afsnit.

Udrednings-forløb bør, alt andet lige, effektivisere vores diagnostisering, og spare tid, for både os og patienten.

Behandlings-forløb

F orsiden på et behandlings-forløb består ligeledes af planen /
resultaterne.
Man har opsat alle behandlingsmålene for den enkelte patient, og ved siden
af disse, står de aktuelle resultater.
Man kan umiddelbart se, om behandlingen lever op til målet.

I et behandlings-forløb er målene for behandlingen planen, og resultaterne
er resuméet.

Der bør være flere konkurrerende forløbs-programmer, som man kan vælge
imellem. Forskellige leverendøres programmer, kan visualisere data
forskelligt, men det er altid de samme data, der vises.

Det er den kliniske vejledning, som bestemmer, hvilke data der skal vises.
Boksen nedenfor er kun en kedelig teoretisk måde, at gøre det på.

Behandlings-forløb X - Dato Start	*Initialer af "Start"behandleren*
Mål 1	*Sidste værdi 1 , Forrige værdi 1 ...*
Mål 2	*Sidste værdi 2 , Forrige værdi 2 ..*
Mål 3	*Sidste værdi 3 , Forrige værdi 3..*
....	*....*

Jeg forventer, at siderne bliver lavet af professionelle designere, samt at de
fremviser de mange data, på en intuitiv og overskuelig måde.

Herved kan behandlerne fokusere på de måldata, som det er vigtigst, at
forholde sig til.

Patienterne har adgang til deres egene data, og kan herved også se, hvilke
områder, de skal bruge kræfterne på.

Det vil være helt naturligt, at bruge grafiske figurer og advarsel-ikoner.

Som altid, hvis man klikker på en værdi - åbnes der en side med data, der viser værdien, i forhold til de andre relevante oplysninger.
Farver kan markere betydningsfulde ændringer eller fund.

Det er vigtigt at forstå, at de *forsider* og *datasider* som vises, når man går ind i et behandlings- eller udrednings-forløb, *ikke* er nedfældet i patientens journal - *det er alene skemaer, som genereres ud fra de data, der allerede findes i patientens journal.*

Fordi forløbs-programmerne er dynamiske, kan forsiden ændre sig markant, siden man sidst så den. Man kan derfor komme i tvivl om, hvorfor der blev handlet, som der blev.
Hvis man ønsker at se, hvordan forløbet så ud tidligere, beder man om at se forløbet, på en specifik dato og klokkeslet.
Programmet vil så generere forsiden, som det så ud, på den specificerede dag og klokkeslet.
Dette har selvfølgelig også betydning, i en eventuel klagesag.

Patient-forløbet viser således altid et opdateret overblik over, *hvor* patienten er i forløbet, *hvad* der er sket, og *hvad* der er planlagt.

Patient-forløbet viser alt dette, uden at brugeren af systemet skal gøre andet, end at vælge det aktuelle forløb.
Dette er en særdeles tidsbesparende proces.

Da forløbene er koblet til de kliniske vejledninger, som er grundlaget for alle standard patient-forløb, sikrer de, at de gyldne standarder bruges i behandlingen.

Data kan indsættes under et patient-forløb, de placeres da automatisk i patientens journal, i de korrekte placeringer.
Dette minimerer arbejdet med journalen.

Profylakse-forløb

D en nuværende vandrejournal for gravide, kan erstattes med et patient-forløb, dette gælder ligeledes for de nuværende børnejournaler.

For begge gælder, at der er en fast struktur, og de data der skal indsamles i dem, gemmes i journalen.

Da der er et kardinalprincip om, *at data kun skal indsættes én gang, ét sted,* vil data der indsættes via et forløbs-program, automatisk blive placeret korrekt.

Vi vil kunne lave mange andre profylakse-forløb end nu, for eksempel vægttab, rygeophør, stofmisbrug, ludomani-behandling, hyperkolesterol-behandling, samt mild til moderat hypertensions-behandling o.s.v.

En del psykologiske/psykiatriske forløb har også betydelige profylakse-elementer i sig, og de kræver måske en multidisciplinær tilgang.
Her kan man koble en teamfunktion til forløbs-programmet, dette er omtalt under punktet "Behandler-teams".

Følge-forløb :
Forløb kan kobles sammen.
For eksempel vil behandlings-forløbet apopleksi (en blodprop i hjernen), kunne kobles sammen med profylakse-forløbet hypertension (forhøjet blodtryk), da det er en komplikation til det initiale forløb.
Dette kaldes da et *følge-forløb.*

Ligeledes kan et behandlings-forløb kobles til det foregående udrednings-forløb. Ved at have følge-forløb, undgår man en del parallelle forløb.

Præcis hvordan flere forløb skal sammenkobles, er et emne for den fremtidige udvikling af projektet.

Forsknings-forløb

M an kan tilrettelægge et forskningsprojekt som et forløb, og dette forløb kan være *koblet* til et behandlings- eller udrednings-forløb, herved kan man mindske dobbeltindtastning af data.

Andre behandlere kan have brug for, at se behandlings- eller udrednings-forløbet, uden at have brug for de egentlige forskningsdata. Dette er dog *ikke* et følge-forløb.

I stedet kalder vi det et *sammen-koblet forløb*. Det er også et emne for den fremtidige udvikling af forløbsmodellen.

Grundopbygningen er den samme, selv om indgangssiden til forløbet skal indeholde ydeligere data, for eksempel patientens samtykke, vedrørende deltagelse.

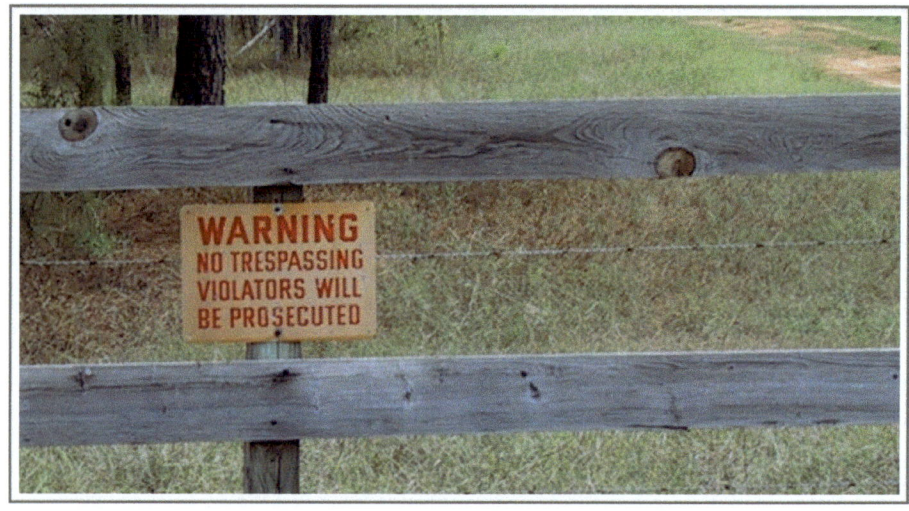

Tilladelserne skal være i orden, Louisiana.
© Kim Rønhof 2000.

Andre forløb

V i kan lave mange andre typer forløb, nedenstående kan måske laves som traditionelle behandlings-forløb.
Dog vil der ofte være et element af teamsamarbejde på tværs af sektorerne, og da der ikke tidligere har været tradition for dette, kan de placeres som "andre forløb" i stedet for.

Social-/distriktpsykiatri

Samspillet imellem socialpsykiatrien og distriktspsykiatrien fungerer ikke så godt, som den gamle distriktspsykiatri, under amterne og kommunen gjorde.

Dengang var der tale om en integration imellem en amtslig og en kommunal organisation.

Den nuværende konstruktion, med to administrative organisationer under hvert sit sektorområde, vil kunne profitere meget af en forløbsmodel, med *en samlende central patientjournal.*

Mange psykiatriske patienter, er ofte i kontakt med social-forvaltningen, en mentor eller støtteperson, almen praksis, distriktpsykiatrien og socialpsykiatrien.

Det kræver et solidt teamarbejde, hvis der skal flyttes noget.
Modellen, med en central journal og en behandler-teamfunktion, synes som skabt til disse forløb.

Forløbsmodellen kræver, at man altid ved, *hvem* der er *ansvarlig* for behandlingen, *i en hver given situation.*
I en kaotisk situation, kan en behandler-teamfunktion være essentiel for tidlig handling, den kan være med til, at forhindre en unødig forværring af patientens tilstand. Behandlerjournalen (se senere) muliggører en direkte kontakt til den ansvarlige læge.

Fremtiden må vise, om vi kan lave en behandlings-forløbmodel, der passer til både somatiske- og psykiske-forløb, eller om man skal have flere typer behandlings-forløb.

Jeg tror vi er nødt til, at have flere forskellige typer behandlings-forløb.

Kommunen

Hjemmeplejen

Hjemmeplejen er en ekstrem vigtig samarbejdspartner, i forhold til de ældre og svagelige.

Her er mange patienter i kronikerforløb = behandlings-forløb. Det vil være naturligt, at hjemmeplejen ofte er en aktiv del, af disse forløb.

Sådanne forløb kan være komplicerede, og ofte er patienten i adskillige forløb på en gang. Dette vanskeliggør behandlingen, og der må mange gange træffes behandlings-kompromisser.

Den centrale journals mulighed for behandler-teams, er som skabt til denne situation.

Her kan vi lave klare aftaler imellem parterne, som for eksempel geriater, almen praksis og hjemmepleje.

Disse aftaler kan hurtigt og nemt ændres, hvis tilstandens forværres.

En akutafdeling vil få et korrekt og hurtigt billede, af udviklingen i tilstanden, samt hvilket netværk der er, eller ikke er, omkring patienten.

Dette kan være med til afkorte nogle forløb, men forhåbentlig også forhindre, at andre forløb afkortes, når netværket ikke er på plads.

Kernen i forløbene er overblikket over patientens *hele* situation.

Den kommunale fysioterapi

Genoptræningen i kommunalt regi, vil kunne differentieres bedre, når de kommunale fysio- og ergoterapeuter har adgang til diverse forløbsjournaler.

Den kommunale fysioterapis behandling, er allerede veldokumenteret i patient-journalen når udskrivningsbrevet fra kommunen når frem (hvad det ikke altid gør), men hvis patienten senere skal henvises til privat fysioterapi, kræver det, at lægen kopierer disse notater, i deres helhed ved henvisningen, og dette sker absolut ikke altid.

Ved en fælles patientjournal, vil alle oplysninger altid være tilstede. Forløbene vil være med til at bygge en behandlings-bro imellem den kommunale fysioterapis genoptræning og de private fysioterapeuters behandling.

Sundhedsplejen

Her er forløbene allerede nævnt under de gravides journaler, men også børnejournalen vil have en fordel af tværfaglig kommunikation, især når børn mistrives.

Problemet kan være en psyko-social problemstilling, der kræver sociale ændringer omkring barnet. Vi mangler her en social-forløbsmodel. En sådan, vil måske kunne bidrage til et sammenhængende forløb, for både barn og familie.

Jobcenter-fokuserede problemstillinger

Nu bevæger vi os uden for den egentlige sundhedssektor.
Her vil yderligere begrænsning af data have betydning.

Jeg tænker ikke, at der skal ændres afgørende, på den måde forvaltningerne i dag indhenter lægeoplysninger.

Man kan forstille sig, at der kan gives samtykke til dannelse af specifikke forløb, der har betydning for patientens jobfunktion.

Hvordan de skal udformes, og om de overhovedet er hensigtsmæssige, er jeg i tvivl om. Men de vil være mulige, såfremt vi kan afgrænse, hvilke specifikke oplysninger, der kan gives via et forløbs-program.

Andre områder

Endelig er der alle de områder, hvor vi vil få en *aha-oplevelse,* når vi pludselig kan se en mulighed, vi aldrig har tænkt på tidligere. Nu kan vi se den, fordi har vi den samlende kraft, af den fælles patientjournal.

Vi vil opdage, at patientens journal ændrer sig, fra kun at være en journal, til at blive en fælles platform, hvor patientens ressourcer kan styrkes og udvikles.

Fremtiden må vise, hvad der åbner sig af nye muligheder, og hvilke af disse muligheder, vi kan udvikle, samt hvilke vi måske bliver nødt til at begrænse.

En ting er dog sikker, vi *kan* lave et væsentligt bedre system, end vi har i dag, og dette *vil* bedre patientbehandlingen.

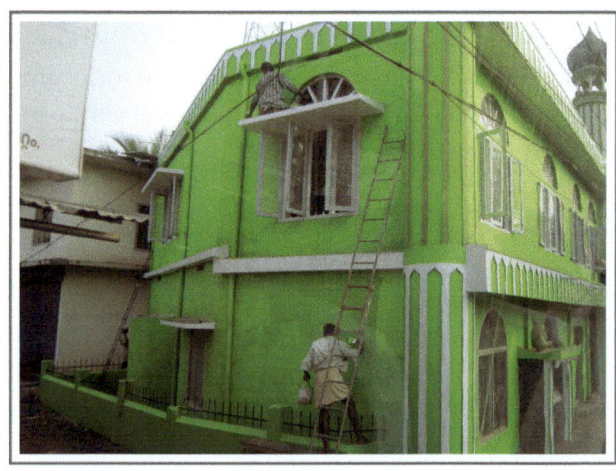

Ikke alle "aha-oplevelser", bør implementeres !
© *Kim Rønhof 2011*

Behandler-teams

M ed en fælles patientjournal, kan man lave specielle behandler-teams omkring et forløb.
Dette kan både være profylakse-, udrednings- og behandlings-forløb.

Man vil kunne lave virtuelle teams, og vi vil i fællesskab kunne behandle patienten optimalt, uden at bevæge os fysisk fra vores arbejdspladser.

Denne frihed muliggør hjemmearbejde eller fjernarbejde.
Dette kan være gavnligt, især for udkantsområderne, og specielt i personalemangel-situationer.

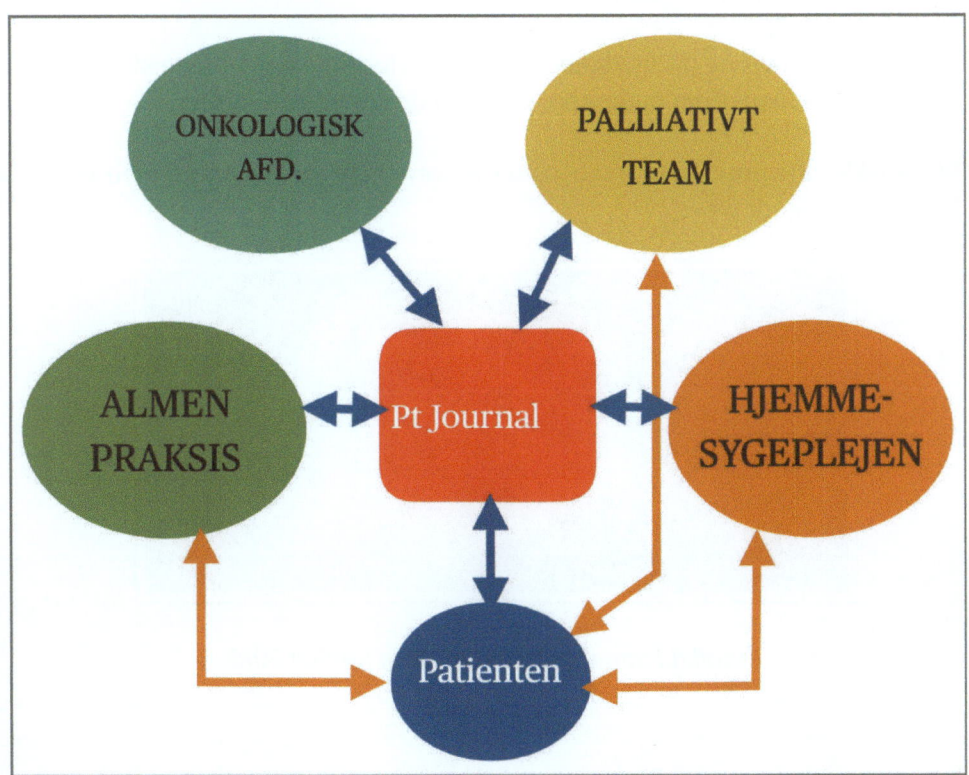

På den forrige side, har jeg lavet en illustration, der viser hvordan en fælles journal, kan blive et omdrejningspunkt for et behandler-team, omkring en palliativ patient[10].

Selv om patienten er i centrum, må man erkende, at det reelt er patientjournalen, der vil være omdrejningspunktet for teamsamarbejdet i hverdagen.

Et behandler-team kræver, at journalen er forberedt til dette.

Der findes allerede et godt samarbejde omkring disse patienter, men i fremtiden, vil vi kunne gøre det endnu bedre.

Egen læge vil kunne aftale en fælles behandlingsplan sammen med geriaterne eller andre, og hjemmeplejen vil derfor kunne "klædes betydeligt bedre på", i en vanskelig situation.

Vagtlæger vil, hvis de får mulighed for at se forløbsjournalens teamside, kunne se alle planer om patienten, hvorved de kan handle optimalt.

Vi løse ikke alle problemer omkring disse komplicerede patienter, men vi kan kommer godt på vej.

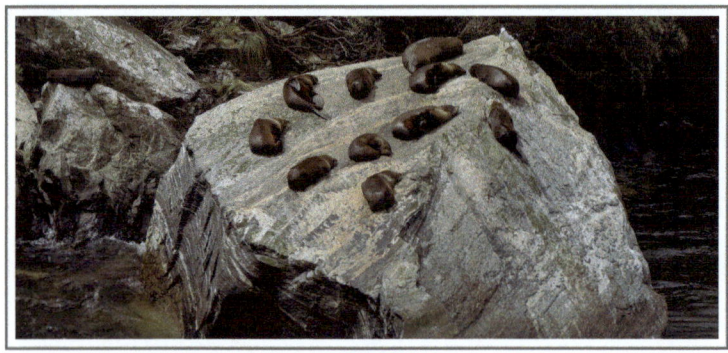

Et roligt team-samarbejde © Kim Rønhof 2016

---

[10] *At der her er tale om en palliativ patient, er kun ét eksempel, behandler-teams vil kunne bruges til mange forskellige patientkategorier.*

Behandler-teams

Behandlerjournalen

L igesom patientjournalen er koblet til den enkelte patient, er vi nødt til
at have en behandlerjournal, som er koblet til den enkelte behandler.
I behandlerjournal-databasen findes alle de relevante oplysninger om
behandlerne.

Patientjournalen-databasen kan sammenkobles til behandlerjournal-
database, sammenkoblingen sikrer os, at vi får styr på de mange behandlere,
der kan være omkring et kompliceret patient-forløb.
Vi vil altid vide, hvem der er ansvarlig for patientens behandling, på ethvert
givet tidspunkt, *i ethvert forløb.*

Når en behandler har fri, er på ferie, eller syg, så er der altid en anden
behandler, der skal påtage sig ansvaret for patienten.
En del af disse behandlerskift, kan ske automatisk (for eksempel ved vagttid).
Der skal foreligge faste aftaler om, hvem der overtager ansvaret i de enkelte
situationer. Der skal således være en central registrering af *behandlerstatus.*

Behandlerjournalen indeholder også den enkelte brugers opsætninger, af de
programmer han/hun bruger.
Den indeholder også de sikkerhedsdata, der er nødvendige for at identificere
brugeren, inklusiv hvilke tilladelser vedkommende har.
Ligeledes indeholder den brugerens af- og på-logninger.

Behandlerjournalen sikrer, at ingen kommunikation til behandleren går tabt.
Sammen med resurse-databasen muliggør den, at en afdeling/klinik kan
fungere som en enhed.

Behandlerjournal-database er ligeledes essentiel for behandler-teams
funktionen.

Etiske aspekter

D et er klart, at der er både juridiske og etiske aspekter, som er vigtige i forhold til fortrolighed.

I hele min gennemgang, har jeg gået ud fra, *at alt sker med patientens fulde accept*. Uden samtykke vil nogle forløb ikke kunne lade sig gøre, og det må patienten acceptere.

Men der er situationer, hvor der er problemer i forhold til dette. For eksempel ved psykotiske og især paranoid-psykotiske tilstande. I disse tilfælde må der foreligge meget klare retningslinjer, om hvordan vi kan håndtere dem.

Reelt er etikken dog ikke anderledes end i dag, men den skal tilpasses et system, som fremmer vidensdeling i betydelig højere grad end i dag.

At lægen/behandleren nu handler på baggrund af alle de relevante helbredsoplysninger, burde normalt ikke frembyde et etisk problem.

Men patientens selvbestemmelse, kommer nogle gange i konflikt med patientens velbefindende/liv.

Dette sker også i dag, konfliktfyldte situationer kan systemet ikke forhindre, men måske kan vi håndtere dem bedre.

Foruden disse etiske aspekter, må vi forvente, at der kan dukke problemstillinger op, som vi i dag, slet ikke har tænkt på.

Det vil derfor være fornuftigt, hvis etisk råd får en vidtgående og stor indflydelse på udformningen af sikkerhedssystemerne, især omkring de mange nye muligheder systemet giver os.

Foreslag til det videre forløb

S om beskrevet, kan systemet indføres i små bidder. Det er reelt bare en database, der kan bygges langsomt op. På den anden side, så høster vi først effekten af systemet, når det når et vist mætningspunkt.

Med det enorme pres, der er på vores sundhedsvæsen i dag, vil enhver form for forbedring blive modtaget med kyshånd.
Især når systemet simplificerer patientbehandlingen, samtidig med, at det højner kvaliteten og sparer tid for medarbejderne.

Det er klart, at der er rigtig meget, jeg ikke har beskrevet omkring systemet, ting som afregning, indberetning af sundhedsdata, sikkerheden. Nogle af disse punkter beskrives i del 2 af bogen.

Der er mange databaser, der har relevans for patient-behandlingen, men som ikke er en del af den traditionelle patientjournal.
Nogle skal inkorporeres i systemet, andre skal ikke.

Jeg nævner med vilje, kun nogle få principielle forhold, vedrørende database-strukturen, det er et meget teknisk punkt, og der er en hel videnskab opbygget omkring det.

Som behandlere er vores kerneområde ikke IT-databaser, men patientens sygdom/helbredstilstand.

Vi skal beskrive hvilke data, vi har brug for, og hvordan de skal knyttes sammen, derefter må programørerne regne ud, hvordan en sådan database bedst opbygges, så den hurtigt og sikkert kan levere de data, vi har brug for.

De må udregne den bedste og mest hensigtsmæssige form for kryptering og indeksering.

Politikerne må stille krav til, hvordan disse meget følsomme data beskyttes, og hvem der må tilgå dem.

De må vurdere, om man skal kræve en biometrisk database (af behandlerne), for at minimere misbrug.

Først når disse elementer er afklaret, kan programørerne gå igang med at programmere systemet.
Når brugerne har defineret hvilke data der er brug for, og hvordan de skal sammekobles, burde det ikke være noget større problem, at lave strukturen af databasen.

De firmaer som ønsker, at lave brugerprogrammer til sundhedssektoren, vil være tvunget til at programmere op til denne nye database.

Sikkerheden og tilgangen til databasen, vil på dette tidspunkt være afklaret. Samtidig vil der foreligge en grundig analyse fra brugerne, om hvordan data skal præsenteres, dette vil lette programmeringen af brugerprogrammerne.

De vil være væsentlig lettere at lave, end at lave multiple lappeløsninger, på et system, som tiden er løbet fra.

"Det er mit håb at man i sundhedsstyrelsen vil nedsætte en styregruppe med repræsentanter fra alle behandlergrupperne.
Samt, at man vil nedsætte en lille hurtigarbejdende arbejdsgruppe, som skal undersøge og opstarte udviklingen af det nye system."

Kim Rønhof 2023

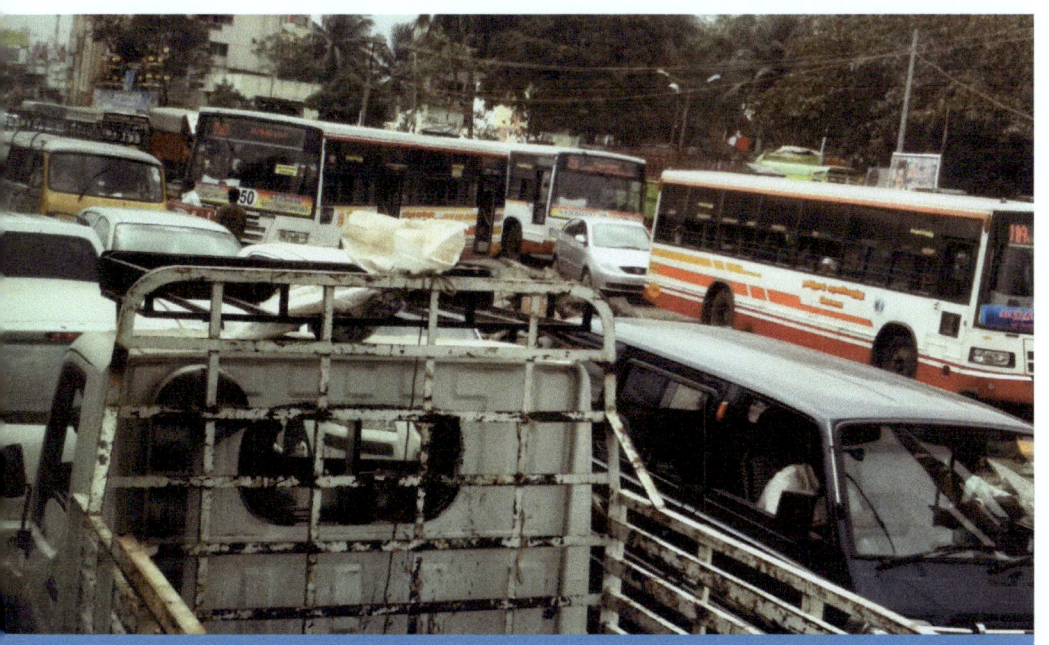

Vores sundheds-IT-systemer samarbejder ligesom som Indisk trafik.
De væver sig ind og ud af hinanden, på en langsom kaotisk måde -
udadtil synes de at virke, men reelt er der alt for ofte svigt !
Foto © Kim Rønhof 2011.

Del 2

Nogle få "tekniske" aspekter.
Hvis du ikke er interesseret i "tekniske" aspekter,
kan du springe hele del 2 over.

Kim Rønhof.

Index del 2

Journal-opbygning

N ormalt spekulerer vi ikke over vores journal-opbygning. Stort set ingen, der behandler patienter i dag, har på noget som helst tidspunkt, haft indflydelse på journalsystemernes opbygning.

Men nu er det på tide at vi tænker over det.
Det følgende er blot *mine synspunkter om journalen.*

Lidt historie

D e journalsystemer vi har i dag, er udsprunget af de gamle papirjournaler, og disses rod går tilbage til middelalderen.

Stort set hver sygehusafdeling udviklede deres eget journalsystem, og disse blev aldrig standardiseret.

Men ved fremkomsten af de elektroniske journaler, skete der en standardisering, i det mindste for hvert sygehus, senere på regionalt plan.

Selv i dag, er vores elektroniske journaler IKKE standardiseret på landsplan.

Det danske system, eller rettere, den danske løsning.

I Danmark bruger vi mange forskellige programsystemer, og de kobles sammen ved hjælp af protokoller.
Inden for sundheds-IT-systemerne i Danmark, har MedCom[11] udviklet *586 forskellige protokoller* til kommunikation imellem vores systemer.
Det er en indikator af, hvor kompleks en opgave det er, at koordinere mange forskellige sundheds-IT-systemer.

---

[11] *MedCom er den digitale rygrad i samarbejdet mellem sygehuse, kommuner og de praktiserende læger/speciallæger.*

Journalens hovedopgave

Journalen skal give os et overblik over patientens nuværende og tidligere tilstand.

Journalen skal gøre det muligt, at koble symptomer og objektive fund til en tidslinje.

Kerneelementerne er en visualisering af patientens status, så man kan forstå, hvilke underliggende sygdomme eller tilstande, der har fremkaldt patientens symptomer.

Dette overblik, skal gerne udmønte sig i en diagnose, helst af ætiologisk art[12], først herefter, kan man igangsætte den optimale behandling.

En journal skal derfor kunne håndtere :

- symptomer = anamnese

- objektive fund = undersøgelses resultater, både almindelig objektiv undersøgelser og diverse laboratorie- og billeddiagnostiske-data.

- Derudover, skal den håndtere diverse behandlinger og behandlingsforsøg.

- Det hele skal kunne visualiseres samlet, i forhold til hinanden, og i forhold til en tidslinje.

Man skal kunne se alle de relevante problemstillinger patienten har.
Man skal kunne se eventuelle sammenhænge, imellem forskellige problemstillinger, også i forhold til andre specialer og sektorer.
Man skal, når patientens sygdom går på tværs af sektorer og specialer, kunne se den, som et forløb.

---

[12] *Ætiologi af græsk Αιτία (aitia) 'årsag', her den underliggende sygdom, som er årsagen til symptomerne.*

Journalprincipper.

1. Journalen skal skabe et overblik, over patientens nuværende problemstilling, men samtidig sikre, at man hurtigt og let kan se hvilke andre problemstillinger, der findes i journalen.

2. Journalen er under-inddelt i del-journaler, for at skabe overblik, og bibeholde fortrolighed. *Man har som behandler principielt kun adgang til ens egen del-journal.* Udvidelse af denne tilgang kræver patientens accept.

3. Del-journalerne kan sammenkobles via IT-programmer til patient-forløb, også *denne tværgående funktion, kræver patientaccept.*

4. Filtrering af journaldata, skal kunne gøres på flere måder, kronologisk, problem- , symptom- og diagnoserelateret, samt forløbsmæssigt. Forskellige brugere, skal kunne bruge forskellige filtreringer.

5. Det er vigtigt, at man kan noterer problemstilliner i journalen, *uden at skulle opstarte forløb.* Meget i en journal er ikke forløb. Der skal være plads til de mange småproblemer, som patienten ofte har.

6. Data skal ALTID kun indsætte én gang og KUN én gang. *Vi ønsker derfor heller ikke, at der klippes og klistres i en journal.*

7. Normalt, er det den nuværende status af patienten, der er af størst interesse. Dog skal tidligere status, umiddelbart kunne sammenlignes med den nuværende.

8. Systemet bør fremme, gentagne *systematiske* status af patientens tilstand, hvorved man hurtigt kan vurdere, om der sker fremskridt eller forværring af patientens tilstand.

9. En rettelse er ganske enkelt et nyt notat, der "overskriver" det gamle notat, men *den rettede tekst kan altid genetableres,* da den ikke er slettet, kun skjult for læseren.

10. Journaler kan altid genskabes, så de er identiske med deres udseende, på et hvert givet tidligere tidspunkt. Dette er vigtigt i klagesager, da man så kan se, hvilke oplysninger der blev handlet på.

11. Journalstrukturen skal fremme samarbejde omkring patienten, blandt andet ved at fremme behandler-teams.

Jeg har skrevet meget om journal-opbygningen, samtidig med, at jeg har sagt, at det er databasen-opbygningen, vi skal koncentere os om !

Det skyldes, at selv om det er databasen, der binder patientjournalen sammen, så er det strukturen af journalen, der definerer strukturen af databasen.

Endelig er strukturen af journalen afgørende, for brugernes oplevelse af systemet.

Først når vi som behandlere, er blevet enige om journalens struktur, kan databasens struktur defineres.

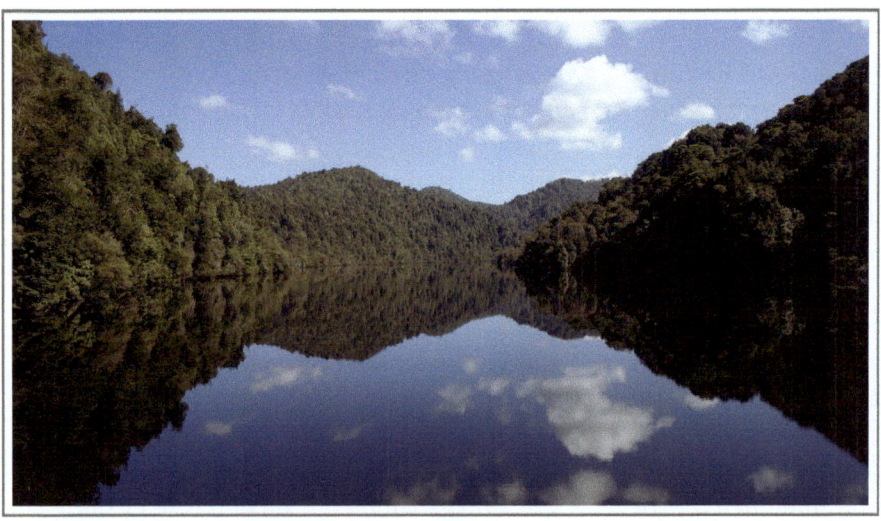

Spejlede data © *Kim Rønhof 2015*

Nomenklatur - Diagnoser.

Dette er en hvepserede inden for mit fag.
Man skal kun have læst få journaler, før det går op for én, at begrebet diagnose er mangetydigt.

Nogle diagnoser er knyttet til legemlige sydomme, andre til psykiske lidelser, og atter andre er betinget af sociale forhold.
Vi har diagnoser, der kun er symptom-diagnoser, andre er rent ætiologiske (årsagsbetinget).
Vi har diagnoser, som kun er stillet klinisk, og andre som er baseret på talrige laboratorie- og billeddiagnostiske fund.

Med andre ord, vægten af en diagnose, kan være meget forskellig.

To læger er aldrig enige om alle diagnoser.
Den samme patientens lidelse kan være diagnosticeret vidt forskelligt af en gruppe læger. Når man læser journalen, er der måske op til 5 forskellige diagnoser om det samme problem hos patienten. Det bliver ikke bedre, hvis det er en kronisk tilstand, der har løbet over flere år.

Når vi får en fælles journal, vil denne problematik blive mangedoblet.
Det betyder, at vi er nødt til at indrette vores journalstruktur, så den kan håndtere disse forskelligheder.

Jeg har tidligere ment, at den simpleste måde, at gøre dette på, var at gøre journalen *problem-orienteret* og tillade flere diagnoser, som kan ændres løbende efterhånden, som en problemstilling bliver afklaret eller ændret.
Men man kan forsimple dette ydeligere, ved i stedet, at anvende en forløbs-diagnose.

Hvis man kobler en serie kontakter til et forløb, kan man ændre forløbs-diagnosen løbende, ved at koble den til den sidste kontakt-diagnose.

Hvis for eksemplet patienten kommer med et skulderproblem, er kontaktdiagnosen i ICPC diagnose systemet, L08 Symptom/klage fra skulder.

> **Kontakt-Diagnose :** L08 Symptom/klage fra skulder. ☑Hj. ☐Ve.
> A: Pt har igennem 3-4 måneder haft smerter fra hj. skulder -
> initialt skulderskade efter fald fra stige (3m)....

Man påsætter først kontakt-diagnosen "Symptom/klage fra skulder", og hvis vi opretter kontakten som et forløb, vil IT-systemet automatisk oprette forløbet med en forløbs-diagnose, der er taget fra notatets kontakt-diagnose.

> **Forløb :** L08 Symptom/klage fra skulder. ☑Hj. ☐Ve.

Fordelen ved at koble notaterne til et forløb er, at det er meget nemmere, at få et et overblik over patientens sygdomsforløb i journalen. Samtidig sikrer man, at alle er orienteret om det fulde forløb, hvis man viderehenviser patienten i sundhedsvæsenet.

Hvis der er en klinisk vejledning koblet til forløbet, aktiverer dette en startside automatisk. Denne sikrer, at patienten opfylder kriterierne for forløbet. Ellers må vi lave en kort tekst, når patienten skal viderehenvises i systemet. Uanset om vi henviser patienten i forløbet eller ej, kan vi ændre diagnosen efterhånden, som vi udreder patienten.
I ovenstående tilfælde, har man senere udredt patienten og fundet en Rotator Cuff Læsion, der nu anføres som kontakt-diagnosen på notatet.

> **Diagnose :** M75.1 Rotator Cuff Læsion
> A: Pt har igennem 3-4 måneder haft smerter fra hj. skulder -
> initialt skulderskade efter fald fra stige (3m)....

> **Forløb :** M75.1 Rotator Cuff Læsion. ☑Hj. ☐Ve.

Umiddelbart opdateres forløbs-diagnosen automatisk til den nye kontakt-diagnose. Alle de tidligere kontakter *beholder deres oprindelige kontakt-*

diagnose. De er stadig tilkoblet det samme forløb, q*lle er nu klar over, at skulderproblemet skyldes en rotator cuff læsion.*

Det er vigtigt at skelne imellem hvad man ser, når man ser i ens eget journal-program, og hvad man ser i et forløbs-program.
Det er 2 forskellige visualiseringsmodeller.

Forløbsprogrammet visualiserer patientens forløb igennem sundhedsvæsenet.

Man kan godt bruge forløbsprogrammer *internt* i ens egen klinik.
Så en problemstilling kan visualiseres, som et forløb, eller som klassiske notater i en almindelig journal.

Forskellige behandlere vil nok bruge systemet forskelligt, det vigtigste er, at systemet, uden problemer, kan håndtere flere metoder.

> **Diagnose-forløbet.**
> L08 Symptom/klage fra skulder.18-09-2022 – 22-10-2022
> M75.1 Rotator Cuff Læsion. 22-10-2022

Teksten i boksen viser diagnose-forløbet, som ses på forløbsforsiden.

Initialt den 18-09-2022 var diagnose kun en symptom-diagnose, men den 22-10-2022 blev den ændret til en specifik diagnose, Rotator Cuff Læsion.

Hvis man i diagnose-forløbet klikker på en af diagnoserne, åbnes det første notat i forløbet, der har fået denne diagnose. Herved kan man se grundlaget for diagnoseændringen.

På denne måde kan vi håndtere flere diagnoser, i samme forløb, uden at miste overblikket. Det er samtidig mindre kompliceret, end at bruge en problem-orienteret-journal.

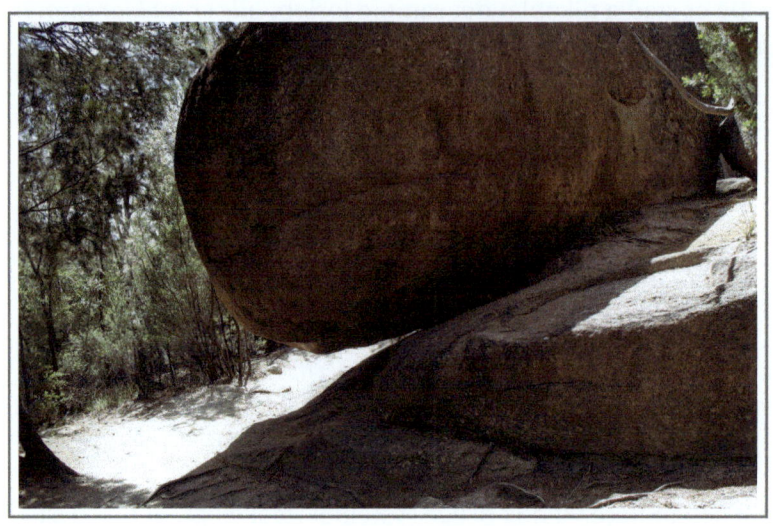

Som så ofte i livet, er en korrekt "diagnose" vigtig !
© Kim Rønhof 2015.

Grafisk fremstilling af journalen

P å næste side ses en simplificeret grafisk fremstilling af journalen.
Den er, for overskuelighedens skyld, kun opdelt i 4 del-journaler.
Én fra almen-praksis, to fra speciallæge-praksis, samt én fra et sygehus-ambulatorium.
Del-journalerne er organiseret kronologisk, med de ældste data nederst.

Der er kun visualiseret ét forløb, kontakterne i de enkelte del-journaler er markeret, K1 til K6. Forløbet spænder kun over 3 del-journaler.
Set fra den enkelte del-journal, har man ikke overblik over forløbet, men forløbs-programmet kan visualisere det, som en ny unik journal for sig selv. Denne ses til højre i journalen.
Neden under ses et patientforløb, med forside og kontakt-notaterne.
Fælles-journalen, den del af journalen, som alle del-journaler har adgang til, er ikke aktiv her. Den indeholder blandt andet medicinkortet. Man har også adgang til fællesjournalen fra forløbs-programmet.

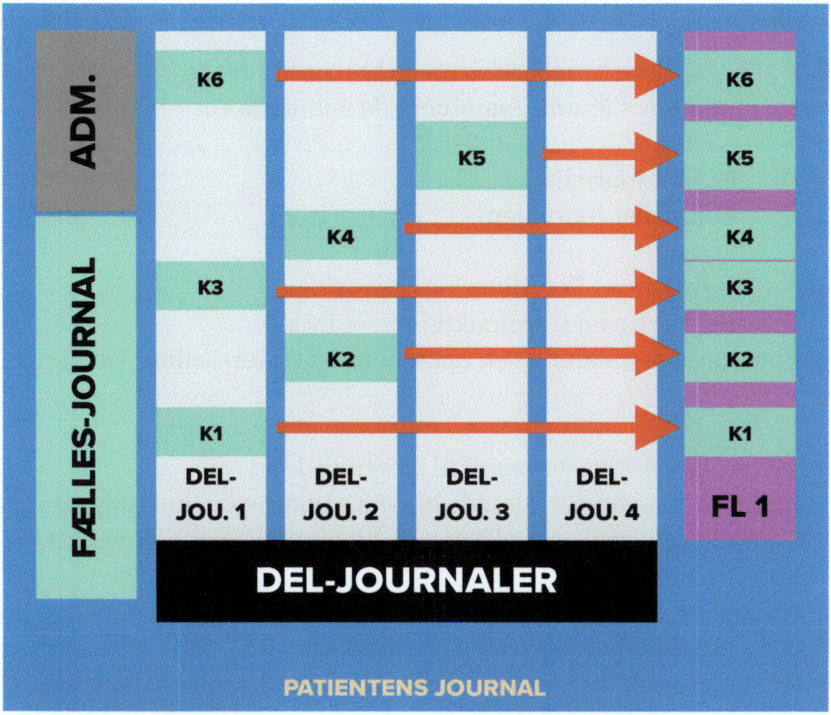

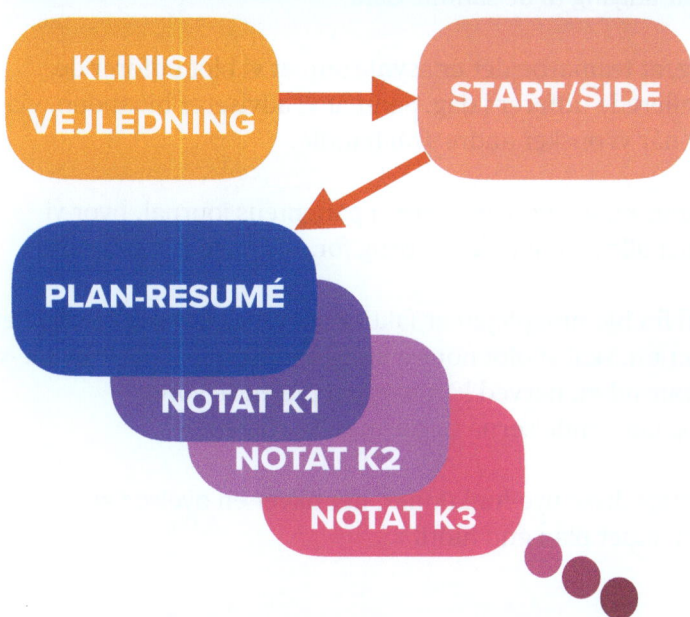

ADM.		K6				→	K6
				K5		→	K5
FÆLLES-JOURNAL			K4			→	K4
		K3				→	K3
			K2			→	K2
		K1				→	K1
		DEL-JOU. 1	DEL-JOU. 2	DEL-JOU. 3	DEL-JOU. 4		FL 1

DEL-JOURNALER

PATIENTENS JOURNAL

KLINISK VEJLEDNING → **START/SIDE**

PLAN-RESUMÉ

NOTAT K1

NOTAT K2

NOTAT K3

Behandler-team-opbygning

For at kunne lave brugbare virtuelle behandler-teams, skal IT-systemet kunne kombinere de 2 journaler :

1) Patient-journalen
2) Behandler-journalen

Behandler-teams kræver koordinering og styring.
Man skal kunne knytte en teamfunktion til et forløb.
Denne funktion skal indeholde en teamleder og de forskellige partnere i teamet.

Nu skal vi ikke gøre behandler-teams til mere end de er.
I mange tilfælde foregår der allerede et godt samarbejde omkring patienten, imellem ambulatorierne, speciallægerne, hjemmepleje og almen praksis.

For de fleste af de patienter, som vi i dag samarbejder om, vil det være helt naturligt, at bruge behandler-teams i fremtiden.
De vil lette vores samarbejde, fordi vores kommunikation simplificeres, ved at alle i teamet har adgang til de samme data.

Jeg forestiller mig, at teamarbejdet er asynkront, at vi blot udfører de opgaver, som vi allerede udfører i dag. Samt at vi adviserer hinanden, via teamfunktionen, når vi ønsker andre skal handle.

Herved foregår kommunikationen internt i patientens journal, hvor vi alligevel har samlet alle de data, der er brug for.

Mange spørgsmål fra hjemmeplejen er faktisk allerede besvaret i journalen.
Med en teamfunktion, skal vi blot notere konsekvenserne af laboratorie-svar og lignende på teamsiden, herved kan hjemmeplejen se vores bemærkninger, og henvendelserne bliver unødvendige.

Vi skal lære, at bruge disse nye funktioner, det bliver en øvelse i at samarbejde, på et andet plan end hidtil.

Hvordan en virtual teamfunktion, vil præsentere oplysninger for teammedlemmerne, er noget vi må udvikle sammen. Jeg forstiller mig, at der til et patient-forløb, blot er tilføjet en ekstra fane, på forsiden.

Når man klikker på team-funktionen, åbnes en teamside.
Her findes så muligheden, for kommunikation til alle i teamet, og muligheden for at lægge nye planer og mål.

Det vil kunne gøres på mange måder, formodentlig er vi nødt til at lave en serie teamprojekt-forsøg, for at kunne identificere fordele og ulemper, ved de forskellige modeller.

Videokonference-funktion

D er bør til systemet være tilkoblet muligheden, for en autoriseret, sikkerhedsgodkendt videokonference-funktion, der er velbeskyttet imod hacking.

Den er nødt til at være speciel, fordi vi skal kunne fremvise patientdata via den, og denne fremvisning skal dokumenteres i journalen.

Om systemet behøver gemme en kopi af konferencen, er jeg meget i tvivl om. Konklusionen med aftalerne om, hvem der skal gøre hvad, skal kunne gemmes.

I almen praksis vil mange, nok være tøvende overfor egentlige video-konferencer, det er vigtigt, at denne direkte, men synkrone funktion, kun bruges, *hvor man ellers ville have deltaget i et fysisk møde.*

Videokonferencen vil være en central funktion, når man skal planlægge et kompliceret og tungt forløb, men herefter vil den almindelige *asynkrone* behandler-teamfunktion, uden videokonferencer, kunne overtage koordineringen i hverdagen.

Videokonference-modulet skal også kunne bruges til patientkonsultationer og til tolkeassistance, endelig skal den også kunne bruges til efteruddannelses-aktiviteter og kvalitetssikkerheds-projekter.

Indberetning af sundhedsdata

R egistrering af behandlinger og aktiviteter, har igennem de senere år tappet ressourcer fra kerneområdet (behandlingen af patienten). Dette skal ændres ved, at IT-systemerne i meget højere grad end i dag, automatisk indsamler de data, som de centrale sundhedsmyndigheder/ sundhedsdatabaser og klinikledelser har brug for.

I det nye system skal dette ske automatisk, alle diagnoser, behandlinger, og andre handlinger, er allerede noteret i journalen. De kan derfor også automatisk udtages til registrering, ligesom man allerede kunne med Sentinel[13] systemet .

Det er med andre ord vigtigt, *at behandlerne slipper for at indtaste andre data, end de data, som er vigtige for patientens behandling,* alle andre produktionsdata, bør altid kunne udledes af systemet, uden aktiv medvirken fra behandlerne.

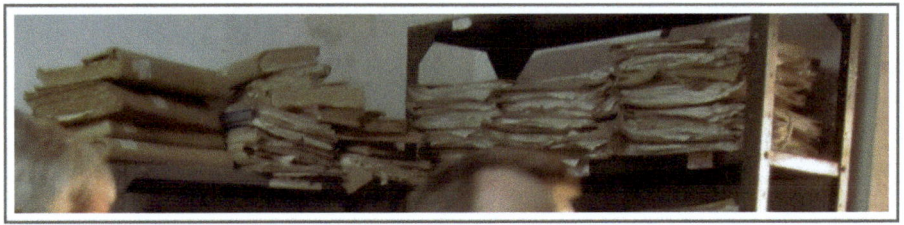

Gamle indberettede data ? © Kim Rønhof, Kozihikode - Indien 2011.

---

[13] *Sentinel var et program, der kørte i baggrunden, og indsamlede kvalitetssikrings-data automatisk.*

Kvalitetssikring

K valitetstikring bør være en integreret del af enhver klinisk aktivitet. Derfor skal man kunne indsamle data til kvalitetssikringsdatabaserne.

Målet med kvalitetsikringen, er at øge kvaliteten af behandlingen. Dette sker bedst, når de enkelte behandlere engageres i egen behandlingskvalitet. Det kræver, at man har egne data, og at disse kan sammenlignes med andre klinikkers data.

Data skal derfor kunne anonymiseres, i forhold til de andre klinikker, men ikke i forhold til ens egen, ellers kan vi ikke handle på fund af dårlig/ manglende kvalitet.

Indsamling af kvalitetssikringsdata skal ske på samme måde, som indsamlingen af sundhedsdata til sundheds-myndighederne.

Efterfølgende skal disse data kunne bruges til efterudannelse, og til almen kvalitetsløft.

De må ikke anvendes til at kontrollere behandlernes arbejde, da vi så ved, at der vil ske falsificering af data.
Dette er også behandlet under punktet "sikkerhed 6.b".

Man bør arbejde for, at befolkningen oplyses om, at behandlerne gerne vil lære af de oplysninger de har, til at forbedre deres behandlingskvalitet.

Database-principper

De principper, jeg her beskriver, er ikke database-tekniske principper. Som tidligere nævnt, så er der en helt videnskab opbygget omkring databaser.
De database-tekniske principper overlader vi til de professionelle.

Nedenstående er blot en beskrivelse af de funktioner, som database skal kunne håndtere, men jeg stille ingen krav om, *hvordan* den skal kunne håndtere dem.

1) Det enkelte notat eller data, der er indsat i journalen, kan slettes og rettes, men de originale må ikke gå tabt. Dette er nøje beskrevet under punktet "journalprincipper".

2) *Data der allerede er i databasen, skal aldrig mere konverteres.*
   Hvordan nye data, der er af en anden struktur end de gamle data præsenteres, et noget journalprogramerne skal klare.

3) Der må ikke laves lokale databaser, der indeholder patientdata, opsætninger, indekseringer eller lignende, der kan forhindre genskabelse af en nøjagtig kopi af journalen. Journalen skal altid kunne genskabes, alene ud fra den centrale database.

4) Patientens journal, skal selvfølgelig opbevares på mindst 2 forskellige servere - dette er allerede standard på professionelle servere i dag. *Om de af juridiske grunde, fysisk bør befinde sig i Danmark, må være en politisk beslutning.*

5) Data skal kunne præsenteres hurtigt, hvorfor det er vigtigt, at der er et tæt samarbejde mellem klinikerne og programørerne, vedrørende hvilke data vi behøver hurtigt, og hvilke vi kan accepetere, tager længere tid.

6) Databackup skal ske fortløbende - dette er allerede standard i dag.

7) Hvem der har tilgang til databasen, eller måske rettere hvilke dele af databasen (journalen) vedkommende har tilgang til, er beskrevet under

punkterne "sikkerhed 2. og sikkerhed 4.".

8) Den fysiske sikkerhed omkring databasen er ligeledes beskrevet under punktet "sikkerhed 3.".

9) Der skal etableres en database-overvågnings-enhed, ligesom ved FMK (FællesMedicinKort), som sikre at tilgangsreglerne overholdes.

Datafletning

Patientjournal-databasen er kun én af flere databaser, som er nødvendige for, at vi kan få et nyt system til at fungere.
Det sker ved sammenkoblingen med behandlerjournal-databasen.
Ligeledes skal tidsbestillings-databasen kobles op til dem begge.

Journalen vil også løbende blive fodret med laboratorie- og billediagnostiske data. I en klinik/afdeling skal resurse-databasen også kobles op til systemet.

Systemet skal kunne håndtere døds-, forsikrings-, og kommuneattester, samt afregning og registrering af smitsomme sygedomme + flere andre emner. Dette bør ikke være et problem, for allerede i dag, kobler vi flere datasæt sammen, og det fungerer til trods for, at der er flere forskellige systemer i dag, end vi vil have i fremtiden.

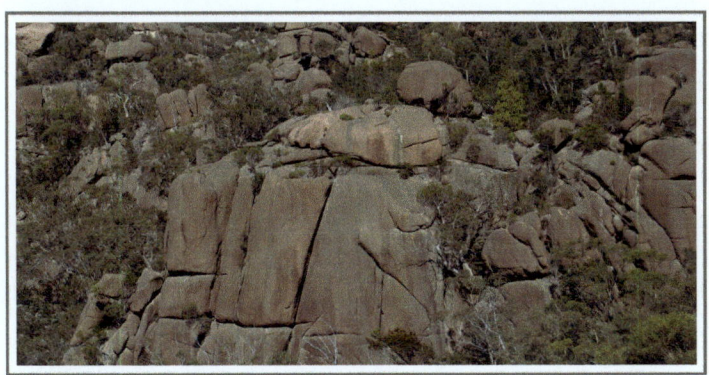

Geologisk kompleksitet, der minder om vores database-strukturer.
© Kim Rønhof 2015

Sikkerhed

D er er selvfølgelig flere problemstillinger, vedrørende sikkerheden af en central placeret journal, end af en lokal placeret journal. Et angreb på en central database, er alt andet lige, alvorligere end et angreb på en lokal database, selv om det sidste kan være alvorligt nok.

Med en central medicinsk database ved "alle" jo, at den indeholder meget følsomme medicinske data.

Sikkerheden er derfor ekstremt vigtigt, fordi sikkerhedsbrud kan have konsekvenser langt uden for sundhedssektoren, og det vil ryste tilliden til systemet generelt.

Der forligger allerede en betydelig viden, om hvordan man øger sikkerheden omkring store IT-systemer. Når der sker svigt, er det som regel, fordi nogen har undladt, at følge gængse sikkerhedsregler.

Det er derfor vigtigt, at sikkerheden er opbygget på en sådan måde, *at man ikke kan undlade,* at følge sikkerhedsreglerne.

Som tidligere beskrevet forudsætter jeg, at alt sker med patientens accept (samtykke).

For at sikre dette, har *patienten tilgang til en samlet side, der oplister alle de tilladelser* patienten har givet.

Der vil være en mulighed, for at give nogle generelle tilladelser, der grupperer flere tilladelser samlet. Normalt vil dette være systemets starttilstand.

Patienten kan herefter åbne eller lukke for yderligere tilladelser. Patienten kan vælge, at lade alle data være åbne for alle behandlere.

Patienten kan give samtykke til, at pårørende kan se/skrive data på patientens vegne, eller kan give samtykke til, at helt andre personer kan få tilgang.

Endelig har patienten muligheden for at blokere for alle data, til et bestemt fagområde, et bestemt sygehus, en bestemt afdeling, og også til en specifik person, for eksempel vedkommendes "nævenyttige svoger".

Foruden ovenstående overvejelser, er der nedenstående problemstillinger, som skal løses på tilfredstillende vis.

1) **Egentlige hacking-angreb på systemet.**
   Disse kan være flere slags.
   a. Det kan være økonomisk kriminalitet, man ønsker at holde systemet som gidsel, indtil man får betaling for at lukke det op.
   b. Angreb mod en eller flere specifikke personer, for eksempel statsministeren eller lignede kendte og vigtige personer.
   c. Politiske angreb i konfliktsituationer (som nu, under Ukraine/ Rusland krigen).

2) **Misbrug foretaget af sundhedspersonale.** Misbrug af adgang, til at få oplysninger, som vedkommende ikke er berettiget til.

3) **Misbrug foretaget af andre end sundhedspersonale.** Misbrug af adgang, til at få oplysninger, som vedkommende ikke er berettiget til.

4) **Fysisk sikkerhed af databasen** imod fysisk ødelæggelse.

5) **Problemstillinger i forhold til dagligt brug af data.**
   a. Sikring, at det er den korrekte bruger, der logges for indsætning af data.
   b. Sikring, at det er den korrekte bruger, der logges for læsning af data.
   c. Sikring, at data indsættes i den korrekte patientjournal.
   d. Sikring, at data læses fra den korrekte patientjournal.

6) **Politisk misbrug af databasen.**
   a. Politisk indgreb, hvor man misbruger data mod ens politiske modstandere, eller kritikere.
   b. Politisk indgreb, hvor data bruges til at kontrollere behandlernes effektivitet = overvågningskontrol af ansattes handlinger.

c. Politisk indblanding i udredning af specifikke sygdomme, og politisk ændring af de kliniske vejledninger.

ad 1)
Egentlige hacking-angreb på systemet.

a. *Det kan være økonomisk kriminalitet, man ønsker at holde systemet som gidsel, indtil man får betaling for at lukke det op.*

For nylig var der et cyberangreb på et hospital i Versailles, og tidligere på året, gik det ud over hospitalet Corbeil-Essonnes.

Disse angreb viser med al tydelighed, at der skal oprettes betydelige sikkerhedssystemer, omkring sundheds-databaserne.

Jeg vil ikke beskrive, hvilke tiltag der skal til, men teknologien til at beskytte databaserne findes. Vi kan blive nødt til, at udstrække denne beskyttelse, til den enkelte brugers computer eller iPad.

b. *Angreb mod en eller flere specifikke personer, for eksempel statsministeren eller lignede kendte og vigtige personer.*

Da samtlige ministre og centrale embedsmænd, og alle der er ansat i PET og FET, vil have journaler i databasen, er der tale om *journaler, der vil kunne misbruges politisk.*

Om der skal lægges et ydeligere lag af kryptering på disse data, kommer an på, hvor sikkert vi kan lave systemet generelt.

c. *Politiske angreb i konfliktsituationer (som nu, under Ukraine-Rusland krigen).*

De løsninger vi kommer frem med, i forhold til punkt 1.1 og 1.2 burde også kunne beskytte mod ovenstående.

Et ydeligere lag af sikkerhed kræver, at alle behandlere altid har en USB eller kortnøgle, der skal være direkte opkoblet til computeren, og at dekrypteringen foregår via denne officielle enhed.

Lidt ligesom det Estiske X-road[14] system, men dette er afhængig af den fremtidige sikkerhedsanalyse.

---

[14] *Dette system er betalt og udviklet via EU, hvorfor det er "gratis" (der skal ikke betales licens) ved anvendelse af en EU-nation.*

ad 2)
Misbrug foretaget af sundhedspersonale.

Vi har tidligere set misbrug af sundhedsdata, hvor personale har snaget i data, de ikke burde have adgang til.
Systemet registrerer alt hvad man gør, og patienten bliver derfor gjort opmærksom på dette.
Men dette er ikke godt nok, for så er skaden sket.

For at mindske misbrug yderligere, så kræver systemet, at en *patient er i aktiv behandling*[15] *på den pågældende afdeling/klinik,* før klinikkens behandlere får adgang til patientens data.
Tilladelser vil være forskellige, efter hvilken charge man har.
Informationer gives på et "need to know" basis.

Patientens journal er delt i del-journaler, som er adskilt fra hinanden, og en behandler kan ikke se, hvad andre behandlere har skrevet i deres del-journaler - med undtagelse af de notater, der er knyttet til et patient-forløb.

Forløbsdata vil give delvis indsigt i andres data, men kun de specifikke data *i det forløb, som patienten er i via afdelingen/klinikken.* Man vil ikke have adgang til andre oplysninger, fra en anden afdeling/klinik.

En visitator på en afdeling, vil som regel have betydelige rettigheder, til at se forskellige enheders oplysninger på patienten, når et forløb skal detailplanlægges.
Det vil sige at behandleradgangen, varierer med behandleres funktion i systemet, kun i den specifikke funktion gælder denne funktions tilladelsesprofil.
Ens tilladelser kan derfor variere dagligt.

---

[15] *Systemet ved jo, om patienten er i behandling (henvist eller indlagt), eller er tilmeldt en bestemt klinik.*

ad 3)
Misbrug foretaget af andre end sundhedspersonale.

Der bør være lovgivningsmæssige begrænsninger, så forsikringsselskaber, arbejdsgivere og kommunale forvaltninger, kun har en meget specifik, snæver, eller ingen adgang.

Ligeledes bør det være ulovligt at kopiere, citere, eller på anden måde udbrede oplysninger, som man er kommet i besiddelse af, fra en patients journal, uden patientens eksplicitte samtykke.

Dette skal dog ikke kunne hindre, at pårørende, der handler på patientens vegne, kan påpege svigt og uhensigtsmæssigheder i sundhedsvæsenet.

Det vi ønsker at undgå, er at patienter føler sig presset, af nogen der har en eller anden klemme på dem, til at give samtykke.
Det gælder også kontrollerende familemedlemmer.
Dette er en kompliceret problemstilling, især da denne beskyttelse skal afvejes, i forhold til patientens mulighed, for at lade pårørende handle på patientens vegne.

Ad 4)
Fysisk sikkerhed af databasen.

Tiderne har skiftet, før var det "kun" angreb fra terrorister, der var en mulighed. Nu er der krig i Europa, gasledninger er blevet sprængt, og infrastruktur er daglige mål i Ukraine.
Sundhedsdatabaserne skal derfor værnes, som et militært mål. Dette kræver en betydelig større beskyttelse, end vores databaser har i dag.

Ad 5)
Problemstillinger i forhold til daglig brug af data.

a. *Sikring, at det er den korrekte bruger, der logges for indsætning af data.*
b. *Sikring, at det er den korrekte bruger, der logges for læsning af data.*
I dag, skal de fleste brugere logge på fysisk, ofte med et ID og password, det gøres typisk om morgenen, eller når vagten starter.

Som regel skal man logge af, når computeren forlades, men i hverdagen sker det ikke altid, hvis man lige skal kigge på en patient i naborummet.
Dette er ikke godt nok i fremtiden.

Af- og pålogning skal ske automatisk, dette kan ske ved *biometrisk-genkendelse* eller via en *elektronisk identifikation brik/kort.* Brugerne bør stort set ikke bemærke af- og pålogning i hverdagen.
Hvis der er tale om brik/kort, skal man igennem en pålogning med password én gang daglig. Biometrisk pålogning behøver måske ikke dette.

a. *Sikring, at data indsættes i den korrekte patientjournal.*
b. *Sikring, at data læses fra den korrekte patientjournal.*

Journalprogrammerne skal *meget tydeligt markere, hvilken patient* man arbejder med i journalen.
Denne *identifikation kan understøttes med et foto af patienten.*
Patientidentifikations-procedurer kan opsættes som en fast procedure i programmerne[16].

Ad 6)
Politisk misbrug af databasen.

a. *Politisk indgreb, hvor man misbruger data mod ens politiske modstandere, eller kritikere.*

For få år tilbage, ville man overhovedet ikke tænke denne tanke. Men den politiske kultur har ændret sig i Vesten, et blik til USA bekræfter, at i selv gamle velfunderede demokratier, kan kultlignende politiske bevægelser, med autoritært tilsnit opstå.

I en tid hvor sådanne magtkampe kan opstå, *må man erkende, at der skal et særdeles stærkt juridisk fundament til, for at beskytte helbredsdata imod politisk misbrug.*

Hvis systemet kun tillader, at man har adgang, når man har patienten i behandling, burde dette kunne minimere denne form for misbrug.

---

[16] *Man skal være varsom med procedurer, der skal gentages altid, de kan let blive noget man skøjter henover, og så er man lige vidt.*

Juridisk bør patienten sikres muligheden for altid, at kunne starte en sag (uden omkostninger for patienten), hvis der er en rimelig grund til at mistænke et misbrug.

b. *Politisk indgreb hvor data bruges til at kontrollere behandlernes effektivitet = overvågningskontrol af brugernes handlinger.*
Denne problemstilling blev anskueliggjort af Sentinel systemet, som blev brugt af almen praksis, til kvalitetssikring.
Modellen var konstrueret således, at man kunne indsamle kvalitetssikringsdata semiautomatisk. Det var en klar aftale imellem de praktiserende lægers organisation og det politiske system, at data kun måtte bruges til kvalitetssikring, og ikke til kontrol af den enkelte behandlers effektivitet.

Denne aftale blev straks truet, da der opstod et politisk ønske om at bruge kvalitetsdata, til at kontrollere de praktiserende lægers handlinger. Herved faldt tilliden til systemet brat. Det endte med, at man lukkede systemet ned. Det er siden genopstået i en ny modificeret form - men sporene fra sidst skræmmer.

Ligesom patientdata ikke kan uddrages uden patientens tilsagn, bør behandlerdata heller ikke kunne uddrages uden behandlerens tilsagn.
Man skal således sikre, at der er "vandtætte døre" imellem kvalitetsikringssystemer og kontrolsystemer.

c. *Politisk indblanding i udredning af specifikke sygdomme, og politisk ændring af de kliniske vejledninger.*
I USA er der bevægelser, der tvinger børn og unge, som har seksuel orientering mod samme køn, til "konverteringsterapi", også kendt som en "reparativ" terapi. Hvilket har ledt til depressioner, angst, stofmisbrug og selvmord. Det bør være lovbefalet, at IT-systemet kun må fremme behandlinger, <u>der er fagligt velbegrundede</u>.

Det er vigtigt, at der laves en bred politisk aftale i forhold til hele sundheds-IT-systemets funktion, inklusiv sikkerheden.

Med en *ombudsmandsligende beskyttelse,* både af *patienter* og *medarbejdere,* samt af *grundreglerne* for systemet.

Etik - nye spørgsmål ?

S om tidligere beskrevet, så er de grundlæggende etiske problemstillinger ikke anderledes end i dag.
Men en central patientdatabase fremmer lettere adgang til patientens data, hvorfor sikkerheden er særdeles vigtig.

At rejse nye etiske spørgsmål kan synes unødvendige, idet vi jo allerede har regler vedrørende de centrale etiske spørgsmål.

Men ved en database, hvor man reelt kan have adgang til alles sundhedsdata, bliver statistiske- og epidemiologiskedata, fristende nemme, at udtrække.

Foruden problemet om ejerskab af data, som jo også eksistere i dag, vil en fælles database, have nye muligheder for etiske konflikter :

1. Må man bruge data fra andre patienter, f.eks. afdøde pårørende, til at finde arvelige sygdomme hos børn eller andre familiemedlemmer?

2. Hvad hvis man kan finde patienter, med meget høj risiko for sygdom, uden at de selv har bedt om det ?

3. Mange DNA-profiler vil i fremtiden kunne findes i databasen.
    Kan vi modstå krav om, at åbne for adgang til disse data, hvis de kan hjælpe med opklaring af meget alvorlige forbrydelser? eller bruges i epidemibekæmpelse ?

Hvor går grænsen, imellem noget der kan hjælpe andre, og vores privatliv.

Etiske spørgsmål, kan således blive væsentligt skærpet i fremtiden.

Skiftet til det nye

Hvordan vi skifter fra det gamle system til det nye system er en særdeles kompliceret problemstilling, der er flere muligheder, alle med fordele og ulemper.

I alle skift fra et sundheds-IT-system til et andet, er der et produktionstab, min egen erfaring er, at man mister ca 10-25 % i hastighed, i den første måned, og først efter ca. 3-6 måneder, er man kommet op på fuld hastighed igen.

I en lille klinik kan et skifte være slemt nok.
I en stor organisation, hvor alle brugere skal uddannes i et nye system, hvor implementeringen skal planlægges i detaljer, er det ikke mærkeligt, at man er tilbageholdende med begejstringen, for et nyt system.

Men det tilgiver brugerne os, *hvis det de får, er meget bedre, end det de mister*. Når det nye system er hurtigere, giver bedre overblik og styrker samarbejdet omkring patienten, vil vi mærke en begejstring.

Men vi slipper ikke udenom et systemskift, så lad os kigge på de 3 muligheder vi har for systemskift.

Det har været min hensigt, at holde denne bog simpel og lav-teknisk. Dette er derfor kun en overfladisk beskrivelse, af hvordan man får en gammel struktur presset ned i en ny.

Ganske kort kan vi gå flere veje:

1) Vi konverterer de gamle data til nye - altså oversætter de gamle data til det nye system - denne proces er ekstremt vanskelig, fordi der vil være nogle felter i det gamle system, som skal splittes op i flere forskellige felter, i det nye. Dette er besværligt at gøre automatisk. Der vil være nye felter i det nye system, som slet ikke findes i det gamle, og hvordan skal de håndteres ?
Endelig er der ikke er *ét* gammelt system, men *adskillige* gamle systemer, og for hvert system skal der laves en speciel konvertering.

2) Vi laver ingen konvertering, men accepterer, at skulle arbejde med to systemer, i en overgangsperiode på flere år.
Selv om der er mange "gamle"systemer, vil man som regel, kun skulle arbejde med 2 systemer, på den enkelte arbejdsplads.
Ulempen er, at dette koster rigtig meget tid, og skaber en hel del frustration, især i en meget travl klinisk hverdag. *Det mindsker betydeligt produktionen og motivationen hos behandlerne.*

3) Vi kan vende database-problemet om, og gøre det til et program-problem. De gamle data indføres i den nye database, uændret, men i specielle felter, som kun kan læses. Disse gøres derved universelt tilgængelige, for alle relevante behandlere. *Det er så programmernes opgave, at visualisere de gamle data, sammen med de nye.* Denne løsning er måske den simpleste, men jeg ved ikke, hvor svær den er at implementere.

Personlig vil jeg fraråde, mulighed 2.

Da det system jeg har beskrevet, ikke er udformet, end ikke besluttet, er det umuligt at sige, hvordan vi skal lave det bedste skift.

Det er en diskussion, vi må tage, når det bliver relevant.

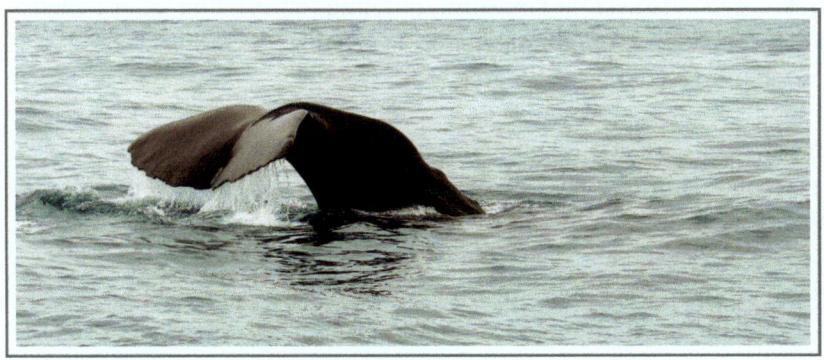

I fremtiden må vi dykke dybt ned i problemet © Kim Rønhof 2016

Fordelene ved sammenhæng

D er er ganske betydelige fordele, ved at lave et centralt sammenhængende system.

Som det er nu, skal hvert enkelt sundheds-IT-system leve op mange af de 586 kommunikations-protokoller som findes, og de forskellige systemer skal hver programmeres op, til deres egen specielle database.

I fremtiden er der kun *én* fælles databasestruktur, der skal programmeres op til, og kommunikation er blot en advisering, i et fælles format.
Dette er væsentligt nemmere, at forholde sig til, end vores nuværende myriade af protokoller og programmer.

Over tid vil der helt sikkert være en betydelig besparelse.

Dette betyder, at man kan bruge flere resurser på det enkelte program, med bedre kvalitet til følge.

Man vil i fremtiden kunne skifte system, uden konvertering, og dette skaber en reel konkurence imellem IT-udbyderne, det vil gøre fremtidige program-skift meget nemmere.

Man vil kunne skifte system langsomt, afdeling for afdeling, eller bruger-gruppe for brugergruppe. Man kan endda arbejde, med flere forskellige systemer samtidig, uden problemer.

Den store gevinst, er dog i det daglige arbejde med patienterne.
Vi får et kvalitetsløft i behandlingen, idet vi kan bruge forløbs-programmer på tværs af sektorerne, og vi får også en tværfaglig-teamfunktion foræret.

Vi nærmer os det gamle mål, om "information at your fingertips", vi vil kunne overskue hele patientens situation, med et enkelt klik.

Vi vil ligeledes kunne samarbejde på tværs af sektorerne, med et enkelt klik.

Opsummering

Selv om regionerne har brugt ganske betydelige midler på deres sundheds-IT systemer, så er sundhedsvæsenet stort set lige så opsplittet, som det har været igennem de sidste 30 år.

Jo mere vores systemer kobles sammme, i det kludetæppe af protokoller der findes, jo mere skabes der en illusion om, at vores IT-systemer er sammenhængende.

Det er en illusion, hver dag mangler jeg oplysninger om min patienter.

* Oplysninger som findes, men som jeg ikke har adgang til.
* Manglende oplysninger, som kræver unødige gen-undersøgelser, eller ventetid på fremskaffelse.
* Manglende oplysninger, som øger udgifterne for sundhedsvæsenet og patienten.
* Manglende oplysninger, som har konsekvenser for patientens helbred.

Vi spilder mange ressourcer i hverdagen, især spilder vi tid, som går fra patientkontakten.

Hvis vi skal ud af denne bindgyde, er vi nødt til at gå nye veje.
Det er en nødvendighed, hvis vi ønsker, at binde vores sundhedsvæsen sammen.

Jeg har her beskrevet, hvordan en ny patientjournal, med del-journaler, patient-forløb og behandler-teams, kan binde vores sundhedsvæsen sammen.

Lad os i fælleskab, gøre vorers sundhedsvæsen bedre, lad os sammen bygge et nyt *sammenhængende* system.

Kim Rønhof 2023.

Efterskrift

"Rettidig omhu" *A.P. Møller 1946.*

Vi starter vores liv med at blive målt og vejet,
af et sundhedsvæsen, som bare er der.

Vi tænker ikke meget på det, før sygdom kommer.
Vi ved godt at ingen slipper.
Men igennem ungdommen kan man synes
usårlig og udødelig.

Ikke alle er så heldige, nogle får
brug for sundhedsvæsenet tidligt, andre sent.

Men ingen slipper, kun
10 % af os vil dø pludseligt og uventet, de restende
90 % vil dø efter et kortere eller længere sygdomsforløb.

Kort sagt, vi vil alle få brug for sundhedsvæsenet.

Når det sker, vil vi ønske, at det fungerer optimalt.

Det er derfor, vi skal handle nu, ellers er det ikke optimalt,
når vi får brug for det !

Denne bog handler om også rettidig omhu.

Kim Rønhof 2023.